Inhaltsverzeichnis

Einführung 6

Kapitel 1. Zappen Sie die Hindernisse weg. 12

   1. Prokrastination 16

   2. Ablenkungen 19

   3. Mangelnde Motivation 21

Kapitel 2. Wie SMART sind Ihre Ziele? 24

   1. Spezifisch 25

   2. Messbar 26

   3. Erreichbar 27

   4. Realistisch 29

   5. Zeitgebunden 30

Kapitel 3. Stärkung der Ausdauer und Toleranz ... 33

   1. Zügeln Sie Ihr Ego 35

   2. Setzen Sie sich ein tägliches Ziel 38

   3. Bereichern Sie sich 39

   4. Lernen Sie, „Nein" zu sagen. 40

Kapitel 4. Nutzen Sie die Macht der Rechenschaftspflicht. 43

   1. Kennen Sie Ihre Rolle 47

   2. Trainieren Sie sich selbst, reif zu werden. 48

   3. Seien Sie vernünftig 50

   4. Seien Sie konsequent motiviert 52

5. Geben Sie Dinge zu..53

Kapitel 5. Visualisierung der langfristigen Belohnungen 57

1. Nehmen Sie sich Zeit, um die Dinge aufzulisten, die Sie sich wünschen..60

2. Wiegen Sie die Belohnungen 61

3. Fordern Sie sich jeden Tag neu auf....................................63

4. Errichten Sie Ihre Träume 66

Kapitel 6. Effektiv von den Ausrutschern aufstehen 69

1. Das Problem ignorieren..72

2. Lernen Sie aus Ihre Fehlern..74

3. Alles wird besser...77

4. Aufbau einer effektiven emotionalen Basis 79

5. Wenden Sie sich dem Spirituellen zu. 81

Bonus-Kapitel. Lernen Sie etwas über die Fitspiration im wirklichen Leben kennen. 86

Schlussworte 90

Über den Co-Autor..92

Einführung

Jeder Mensch weiß, was er will. Jeder von uns hat ein Ziel zu erreichen und ein Ziel zu erreichen. Es ist ein Teil des Lebens. Vom kleinsten Kind bis zum erfahrensten Veteranen haben die Menschen etwas im Kopf, von dem sie glauben, dass es ihnen ein echtes Gefühl von Bedeutung und Identität verleihen kann. Zusammen mit dieser Erkenntnis müssen wir jedoch auch die vielen Herausforderungen berücksichtigen, die sich uns stellen.

Wir können nie kontrollieren, wie sich die Dinge entwickeln. Auf die eine oder andere Weise müssen wir uns mit den Unsicherheiten des Lebens auseinandersetzen, die uns die Stirn runzeln lassen, vom Betreten eines Kaugummibündels bis zum Verlust einer Wohnung durch ein schreckliches Feuer. In vielen Fällen sind solche Umstände jedoch nicht die einzigen, die Sie davon abhalten. Meistens sind Sie der einzige Grund für Ihr Versagen, und das sollten Sie nicht leben lassen.

Tatsache ist, dass Menschen, die großartige Leistungen vollbringen, ihre Erfolge nicht dem Glück verdanken, sondern der bloßen Fähigkeit, ihre Wünsche zu kontrollieren und sich davon abzuhalten, mit dem, was sie derzeit haben, selbstzufrieden zu sein. Erfolge und Misserfolge sollten nicht auf dem Vermögen oder dessen Fehlen beruhen, da sie mehr damit zusammenhängen, wie wir durch Selbstdisziplin leben.

Die meisten Menschen merken es nicht, aber sie haben einen Mangel an Selbstdisziplin in den Dingen, die sie anstreben. Zum Beispiel würden Leute, die Gewichtsabnahmeziele haben, immer noch Junk-Food konsumieren (mit anderen Worten betrügen), wenn sie das Gefühl hätten, dass der Verzehr eines kleinen

Kartoffelchips nicht plötzlich zu einer aufgeblähten Figur führen würde. Eine andere ist, wie Raucher immer wieder Versprechen machen, ihre Gewohnheit zu brechen, und nach nur wenigen Tagen wieder nikotinfreie Lunge. Die Studierenden selbst benötigen mehr Übung in der Aufrechterhaltung der Selbstdisziplin, insbesondere im Studium für Prüfungen und im termingerechten Abschluss von Projekten.

Man kann mit Sicherheit sagen, dass Selbstdisziplin ein wesentlicher Faktor ist, der unseren Ernst in Bezug auf die Ziele definiert, die wir erreichen wollen. Vielleicht ist es die größte Herausforderung, die es zu bewältigen gilt, denn der größte Feind, dem wir uns stellen müssen, sind wir selbst.

In diesem Mantra steckt ein Anschein von Wahrheit. Es gilt sogar für viele, die ihre Ziele offenbar nicht erreichen. Dies liegt daran, dass sie es nicht wagen würden, sich über ein so triviales Thema zu streiten.

Der Titel dieses Buches lautet "Selbstdisziplin für Übungen". Die meisten, wenn nicht alle Strategien und Informationen, die ausgetauscht werden, können auf jeden Aspekt Ihres Lebens angewendet werden, um fokussiert und diszipliniert auf Ihre Ziele hinzuarbeiten.

Lesen Sie weiter, um herauszufinden, wie Sie mit der Umsetzung dieser leistungsstarken Strategien beginnen können, um Hindernisse zu überwinden und Ihre Träume zu verwirklichen.

Außerdem empfehle ich Ihnen, <u>sich für unseren E-Mail-Newsletter anzumelden,</u> um über neue Buchveröffentlichungen oder Werbeaktionen informiert zu werden. Sie können sich kostenlos anmelden und erhalten als Bonus ein kostenloses Geschenk: unser Buch „*Gesundheits- & Fitnessfehler, von denen Sie nicht wissen, dass Sie sie machen"*! Dieses Buch wurde geschrieben, um zu entmystifizieren, die wichtigsten Vor- und Nachteile aufzudecken und Sie endlich mit den Informationen auszustatten, die Sie benötigen, um sich in der besten Form Ihres Lebens zu befinden. Aufgrund der überwältigenden Menge an Fehlinformationen und Lügen, die von Magazinen und selbsternannten „Gurus" erzählt werden, wird es immer schwieriger, zuverlässige Informationen zu erhalten, um in Form zu kommen. Im Gegensatz zu dutzenden von voreingenommenen, unzuverlässigen und nicht vertrauenswürdigen Quellen, um Ihre Gesundheits- und Fitnessinformationen zu erhalten. In diesem Buch ist alles aufgeschlüsselt, was Sie brauchen, damit Sie es leicht nachvollziehen und sofort Ergebnisse erzielen können, um Ihre gewünschten Fitnessziele in kürzester Zeit zu erreichen.

Um sich für unseren kostenlosen E-Mail-Newsletter anzumelden und ein kostenloses Exemplar dieses wertvollen Buches zu erhalten, besuchen Sie bitte den Link und melden Sie sich jetzt an:

www.hmwpublishing.com/gift

Kapitel 1. Zappen Sie die Hindernisse weg.

Sie beginnen den Tag, indem Sie sich sagen: „Ich werde großartige und wichtige Dinge tun." Nachdem Sie Ihr Bett gemacht und Ihre Morgenrituale mit einem herzhaften Frühstück und einer schönen, heißen Tasse Kaffee abgeschlossen haben, wagen Sie sich mit einem erneuten Gefühl des Staunens in die Welt. Das passiert jeden Tag. Ihre Reise zur Arbeit mit einer optimistischen Stimmung und der Erwartung, dass die Dinge nach Ihren Wünschen verlaufen. Der Drucker funktioniert ordnungsgemäß, Sie haben einen Satz gut angespitzter Stifte, und Ihr Verstand befindet sich jetzt in einem ernsthaften Modus, in dem er die Aussicht hat, die Beförderung zu erhalten, die Sie verdienen, wenn Sie so energisch arbeiten.

Der Tag nimmt plötzlich eine scharfe Kurve, die einem wie ein außer Kontrolle geratenes Rennauto in den Kopf kracht. Sie wurden von Ihrem Chef angerufen, der Ihnen sagte, dass Ihre Leistung nicht gut genug ist. Sie fragen ihn, wie es dazu kommt, aber er gibt nur eine vage Geste, die auf Ihre empfundene Unfähigkeit abzielt, etwas zu verstehen. Sie wissen, dass Sie in den letzten Monaten so mühsam gearbeitet haben, aber warum sollten Sie sich für einen faulen Kerl entscheiden?

Sie haben das Gefühl, dass Sie es nicht verdienen und Sie haben dieses Bild Ihrer Faust auf das Gesicht des Chefs gepflanzt. Aber andererseits traf Sie etwas zuerst. Wenn Sie auf die letzten Wochen zurückblicken, stellen Sie fest, dass Sie die ganze Zeit über mittelmäßige Arbeit geleistet haben, und was sich im Büro des Chefs abspielte, macht plötzlich Sinn.

Erkenntnisse wie diese kommen also fast täglich vor, weil die Menschen dazu neigen, das Gute von sich selbst zu erwarten. Wir haben bestimmte Ziele zu erreichen, und wir nehmen es uns zu Herzen, um sie zu erreichen.

Andererseits stoßen wir auf dem Weg auf mehrere Hindernisse. Ihr einziger Zweck ist es, zu verhindern, dass wir Punkt B erreichen. Wahrscheinlich spürt Ihr Chef die mittelmäßige Leistung, die Sie erbracht haben, und macht Sie auf sich aufmerksam. Sie sind im Grunde genommen das, was er als Faulenzer bezeichnet, ein Arbeiter, der die Art von entspannter Haltung verkörpert, die die Bürokultur untergräbt. Mit einem Wort, Sie sind das, was er „ineffizient" nennt.

Und dieses Recht trifft das Herz und das Ego. Also, was ist schief gelaufen? Sie haben das Gefühl, hervorragende Arbeit geleistet zu haben, aber Ihr

Selbstbewusstsein ging über Ihre eigentliche Arbeit hinaus.

Einer der größten Hindernisse für ein ausgeglichenes und diszipliniertes Leben ist die Tapferkeit. Und es gibt auch noch andere Gründe, und sie alle versuchen, Komfortversprechen zu geben, bieten aber Gründe, die Aussicht auf das Erreichen Ihrer Ziele in Frage zu stellen.

Viele Leute bestreiten normalerweise, ein Zauderer oder ein fauler Arbeiter zu sein, aber das liegt daran, dass sie mehr auf Ergebnisse als auf die Umsetzung fokussiert waren. Das ist, wo die meisten Menschen nicht erkennen. Nichts wird wahr, bis Sie sich daran machen. Aber dann haben Sie mehrere Hindernisse auf dem Weg, also was soll man tun?

Versuchen wir, diese Hindernisse zu beseitigen und geeignete Maßnahmen zu ergreifen, um diese zu beseitigen:

1. Prokrastination

Seien wir ehrlich. Wir haben das Talent, eine Aufgabe zu verschieben. Es ist eine Krankheit, die weiterhin Büroräume und Klassenzimmer heimgesucht.

Aufschub ist eine Bedingung, die sich immer wieder manifestiert, um Fortschritte zu verhindern. Für eine Tatsache, wir können nie leugnen, ein Problem zu betrachten, unsere Schultern zu zucken und uns zu sagen, dass wir genug Zeit haben, um es zu beenden. Aber wenn die Frist abläuft, befinden wir uns in einer schwierigen Situation, in der das Bedauern uns allmählich überflutet und unsere geistige Gesundheit in eine Sackgasse gerät. In letzter Minute zu arbeiten ist das, was die meisten Menschen bevorzugen, und es ist eine natürliche Art, das Leben weniger ernst zu nehmen, bis sie erkennen, welche Schwierigkeiten sie mit dieser Logik gemacht haben.

Wahr. Erfolge tauchen jedoch nicht immer aus dem Nichts auf. Sie sollten von irgendwoher kommen, und das ist unsere Fähigkeit, in Aktion zu treten. Wenn Sie es also ernst meinen, ein Leben voller Möglichkeiten zu führen, müssen Sie zuerst verstehen, wie wichtig es ist, etwas zu tun, anstatt zu warten.

Wir alle kennen die Auswirkungen von Aufschieben, und es ist schwierig, effizient darauf einzugehen. Es kommt mit der Tatsache, dass wir immer nach dem bequemen Weg zum Aufbau des Lebens streben, aber genau dieser Gedanke passt nicht zu neuen Regeln.

Unsere heutige Gesellschaft wird von der Beständigkeit augenblicklichen Handelns beherrscht. Wir möchten, dass die Dinge schnell gehen. Wir haben Technologie, die sich jedes Jahr weiterentwickelt. Der Geschmack der Menschen für Produkte von Smartphones bis hin zu Kunststoffkommoden ändert sich, und die Unternehmen müssen diesen Anforderungen Rechnung tragen, um sich selbst am Leben zu erhalten.

Und es ist keine Frage, dass Prokrastination der Mitbewohner von Teilnahmslosigkeit ist. Beide teilen eine Gleichgültigkeit gegenüber der Arbeit und beide arbeiten daran, diese Gleichgültigkeit zu erweitern. Da Sie durch die Anwesenheit nichts gewinnen können, wäre es nur logisch, sie endgültig aus dem Haus zu werfen.

Und wie können wir das machen? Es ist nur eine einfache Sache, über die Gegenwart hinauszublicken.

Ein Ziel ist nichts anderes als ein Trugbild, wenn Sie auf dem Sand liegen, angetrieben von der Hoffnung, dieses Bild einer Oase vor sich zu haben. Du musst aufstehen und danach greifen, bis es in einem Strom aus Sand und zerbrochenen Träumen verschwindet.

2. Ablenkungen

Eine andere Sache, auf die Sie achten müssen, ist Ihre Unfähigkeit, sich auf die Aufgabe zu konzentrieren. Ähnlich wie beim Aufschieben zielen Ablenkungen darauf ab, Sie daran zu hindern, das zu tun, was getan werden muss. Möglicherweise haben Sie ein Projekt mit genügend Elan gestartet, um sich durchzusetzen, aber Sie sind weiterhin anfällig dafür, dass ein YouTube-Video Ihre Aufmerksamkeit auf sich zieht. Später würden Sie mehrere weitere Videos scannen und wertvolle Zeit für ernsthafte Arbeiten verschwenden.

Ablenkungen manifestieren sich nicht nur in solchen Fassaden. Sie kommen auch in äußerst komplexen Formen vor. Sie haben die Form eines Konzepts. Sie haben zum Beispiel ein Ziel vor Augen, das Sie zu einer saftigen Führungsposition führt, in der Sie sich als Kind immer vorgestellt haben. Der Gedanke allein bringt Ihren Verstand zum Arbeiten. Sie werden so eifrig, dieses Ziel zu erreichen, bis ein bestimmtes Bedürfnis nach etwas, beispielsweise nach einem entspannteren Arbeitsumfeld, plötzlich auftaucht und Ihre täglichen Aufgaben beeinträchtigt. Weil dieses Konzept Ihren Verstand durchdringt, verlieren Sie allmählich den Überblick über Ihr ursprüngliches Ziel, was tatsächlich erfordert, dass Sie über Ihre Grenzen hinausarbeiten, um dies zu erreichen. Sie werden davon abgelenkt, Ihre Träume ernsthafter zu betrachten.

Aus einem solchen Szenario entwickeln sich Fehler, die viel Überdenken ermöglichen. Die Leute beginnen es zu bedauern, abgelenkt worden zu sein, und suchen nach Techniken, die sie hätten anwenden können, um die Ablenkungen zu minimieren.

Es ist nur eine einfache Sache, ein Ziel zu setzen und daran festzuhalten, als ob es das einzige wäre, was Ihr Leben definiert. Ihr Ziel macht Sie zu dem, was Sie sind, und wenn Sie es sich erlauben, von dem Weg abzuweichen, der dorthin führt, werden Sie alleine an der Kreuzung sitzen und sich fragen, wohin Sie gehen sollen.

3. Mangelnde Motivation

Während beide der oben genannten Faktoren Sie nach unten ziehen, ist der Mangel an Motivation etwas, das Sie von jeglicher Bereitschaft, jemand zu werden, abhält.

Jeder hat etwas oder jemanden, der als Gegengewicht zu seinem Trebuchet fungiert. Die Analogie ist keineswegs weit davon entfernt, die Tatsache zu erklären, dass ein Trebuchet einen größeren Felsbrocken benötigt, um einen Balken zu ziehen und eine Rakete auf eine Burgmauer zu werfen. Je schwerer das Gegengewicht ist, desto weiter fährt natürlich die Nutzlast.

Es ist ein Zeichen der Motivation. Wenn wir genug Unterstützung in irgendeiner Form haben, die als Gegengewicht fungiert, sind wir zuversichtlicher, das zu erreichen, was wir sollten. Nichts hindert einen motivierten Mann daran, das zu bekommen, was er will.

Aber was passiert, wenn die Motivation verschwindet? Dazu brauchen wir nur ein Schiff ohne Segel zu betrachten, das ziellos im einsamen Meer treibt. Es ist leicht zu sagen, dass das Fehlen von Motivation zu Müßiggang führt, und das ist wahr, denn die Menschen brauchen ein Bild in ihren Köpfen, das sie dazu bringen soll, mit Sinn zu arbeiten.

Jeder erlebt die Momente, in denen er das Gefühl hat, nicht zu arbeiten, weil ihm eine wesentliche Zutat fehlt, die ihm die Macht hätte geben sollen, sein Schicksal zu kontrollieren. Wir können nicht weiter nach einer praktischen Lösung suchen als nach der einfachen Sache, Motivation zu finden.

Es kann alles oder jeder sein, solange es Ihnen erlaubt, Fortschritte zu erzielen, Dinge zu ermöglichen und Sie letztendlich darin zu schulen, Ihr eigenes Schiff besser und disziplinierter zu bemannen.

Kapitel 2. Wie SMART sind Ihre Ziele?

Jeder, der schon einmal Erfahrung im Management hatte, stieß auf das Wort SMART.

Aber was ist SMART für den normalen Typen überhaupt?

Nun, SMART ist ein Akronym, das als Prinzip des Erfolgs verstanden wird. Woran auch immer wir arbeiten, es muss SMART sein. Es muss die wesentlichen Qualitäten haben, die für qualitativ hochwertige Arbeit und die Hingabe an ein wahrgenommenes Ziel stehen.

Lassen Sie uns nun analysieren und entdecken, was SMART eigentlich bedeutet.

1. Spezifisch

Stellen wir uns der Tatsache, dass wir uns auf die Dinge konzentrieren müssen, die wichtig sind. Egal, ob wir ein Projekt für die Arbeit vorbereiten oder eine persönliche Arbeit realisieren, wir müssen uns überlegen, was wir verfolgen wollen. Warum einer Karte folgen, wenn nicht klar ist, wonach Sie suchen?

In vielen Fällen neigen Menschen dazu, zu handeln, anstatt die Idee, die sie verwirklichen möchten, klar zu machen. Dies führt sie zu einer fruchtlosen Suche nach nichts. Es ist sehr bedauerlich, dass einige so viel Mühe geben, um am Ende unzufrieden zu sein. Nichts ist wirklich wichtig, wenn sie es tatsächlich tun; Es geht nur darum, Ihre Aufmerksamkeit auf das Konzept in Ihrem Kopf zu lenken. Überlegen Sie sich bei der

Planung, welche Ziele Sie erreichen möchten. Denken Sie zuerst darüber nach, es durchzuführen wird folgen.

2. Messbar

Tatsächlich sollten Pläne messbaren Charakter haben. Dies bedeutet, dass Sie eine Art Metrik benötigen, um zu wissen, wie weit Sie fortgeschritten sind und wie weit Sie zurückgegangen sind.

Nicht alle Pläne enden wie beabsichtigt. Wenn Sie beispielsweise ein Unternehmen gründen, müssen Sie sich darüber im Klaren sein, dass bei der Verwaltung eines Unternehmens verschiedene Faktoren eine Rolle spielen. Sie müssen Ihre Betriebskosten mit Ihrem Nettogewinn abrechnen. Sie müssen auch die besten Marketingtechniken finden, um Kunden anzulocken. Und Sie müssen auch das Wachstum des Geschäfts im

Laufe der Zeit verfolgen. Auf diese Weise können Sie ein gewisses Maß an Kontrolle darüber erlangen, wie sich Ihr Plan oder Ihre Idee durchsetzt. So können Sie feststellen, was daran falsch ist, und die richtigen Lösungen für dessen Verbesserung implementieren.

Messbarkeit ist daher entscheidend, wenn Sie den Erfolg eines Plans oder einer Idee durchschauen möchten.

3. Erreichbar

In allen Aspekten der Realisierung einer wichtigen Idee oder eines wichtigen Konzepts müssen Sie abschätzen, in welchem Umfang dies möglich ist

Zum Beispiel trifft Sie eine Idee eines nützlichen und marktfähigen Produkts und Sie haben sich daran gemacht, es aus dem Kopf in die reale Welt zu ziehen.

Normalerweise würden Sie zahlreiche Geräte einsetzen, die Ihnen dabei helfen können. Sie filtern also heraus, was am besten von denen funktioniert, die überhaupt nicht funktionieren.

Es wird jedoch Zeiten geben, in denen nichts der realisierbaren Lösung für die Verwirklichung der Idee nahe zu kommen scheint. In diesem Fall liegt das Problem nicht in der Auswahl der Strategien, sondern in der Idee selbst. Infolgedessen werden Sie dazu gebracht, die Idee zu modifizieren und sie mit bestimmten Grenzen in Einklang zu bringen.

Und genau das ist der Kern dieses Prinzips. Sie können aus dem uralten Mantra lernen: „Erkenne dich selbst, erkenne deine Grenzen."

4. Realistisch

Abgesehen davon, dass Sie wissen, was bei der Verfolgung eines Plans erreicht werden würde, müssen Sie wissen, ob er jemals das Licht der Welt erblicken wird oder nicht. Noch wichtiger ist, dass Sie wissen müssen, ob es sich tatsächlich um ein Unterfangen handelt, das langfristig aufrechterhalten werden kann.

Realismus ist lebenswichtig. Manager verstehen dies, weil kein Plan oder Vorschlag oder eine Idee in der Geschichte menschlicher Bemühungen jemals perfekt war. Es wird Mängel geben, und in den wichtigsten Aspekten wird es reale Faktoren und Hindernisse geben. Wir müssen anerkennen, dass die Faktenpläne nicht immer in jeder Hinsicht perfekt sind. Wir müssen sie modifizieren und ändern, je nachdem, wie viel wir erreichen können. Wir müssen sie auf realistischem Boden erden. Wir können eine Idee nicht nur zur Schau stellen und den Leuten sagen, dass es die beste Idee ist, die wir hatten. Wir müssen zunächst verstehen, dass materielle und empirische Elemente bei ihrer Realisierung eine Rolle spielen.

5. Zeitgebunden

Die Planung muss in gewisser Hinsicht einen Zeitplan einhalten. Ungeachtet der Bedeutung der Betonung von Qualität und Messbarkeit müssen wir auch verstehen, dass ein Plan eine Haltbarkeit hat. Sie haben ein bestimmtes zu erreichendes Zieldatum.

Ein Projekt hat keine ernsthafte Neigung, sich selbst zu vervollständigen, wenn den Menschen dahinter eine Frist fehlt, die sie motiviert. Ein Zeitplan überwacht nicht nur die Fertigstellung eines Projekts, sondern stellt auch sicher, dass ein bestimmter, schrittweiser

Weg zur Realisierung beschritten wird. Wir konnten aus einem bedeutenden Unterfangen wie einem Buch oder einer Erfindung einfach keinen Eiljob machen. Wir konnten es uns nicht einmal leisten, wichtige Arbeiten hinauszuschieben und zu verschieben, weil „Inspiration in Stapeln kommt". Wir müssen verstehen, dass wir organisierter sein müssen, indem wir Zeit als wesentliches Element verwenden, um ein Projekt zu verwirklichen.

***

Mit Blick auf SMART müssen Sie ein Gespür dafür entwickeln, winzige Details zu Ihrer Idee zu finden. Überprüfen Sie dann anhand der Kriterien, ob die Idee mit den einzelnen Rubriken übereinstimmt. Wenn diese Indikatoren erfüllt sind, können Sie sicher sein, dass die Idee der Realität näher kommt.

Auf dem Weg zur Selbstdisziplin geht es nie nur um Motivationsposter und Selbsthilfebücher. Es geht mehr darum, die aktuellen materiellen und mentalen Ressourcen zu nutzen, um die Konzepte in Ihrem Kopf zum Leben zu erwecken.

Bevor Sie also über die Art von Ergebnissen nachdenken, die Sie erzielen möchten, analysieren Sie zunächst, was zu tun ist und was zu tun ist, um etwas Nützliches und Effizientes zu erreichen. Wenn Sie das SMART-Modell verwenden, werden Sie klüger darin, wichtige Entscheidungen zu treffen, um Sie zum Handeln zu bewegen und im Endeffekt einen Unterschied zu machen.

Kapitel 3. Stärkung der Ausdauer und Toleranz

Tatsache ist, dass Selbstdisziplin niemals durch Geburt erlangt wird. Es wird immer gelehrt, geübt, angewendet und verbessert. Als Menschen machen wir unzählige Erfahrungen, während wir unser Leben leben. Und in jedem Fall erwerben die Menschen neues Wissen, dessen Wert sich in einzigartigen und oftmals eigenartigen Situationen verwirklicht.

Unsere Vergangenheit bestimmt unser Verhalten. Dies bedeutet, dass alles, was wir tun, unabhängig von den Konsequenzen, die sie mit sich bringen, unsere Vergangenheit ist und versucht, sich selbst wiederzubeleben. Wir sind immer unseren persönlichen Geschichten verpflichtet, die so sehr damit verbunden sind, dass wir die Gegenwart niemals vollständig von ihnen trennen können.

Und dies ist heutzutage bei den meisten Menschen häufig eine Schwäche. Weil die Situationen der Vergangenheit sie diktieren, bedeutet dies nicht, dass das Ergebnis zu einem positiven Ende führen würde. Manchmal hindert es uns daran, echte Fortschritte zu erzielen.

Selbstdisziplin ist ein Projekt der Selbstentwicklung. Und wir verstehen unter Entwicklung einen Prozess, bei dem wir unsere Kapazitäten stärken und die Grundlagen des Scheiterns schwächen.

Wenn es um Selbstdisziplin geht, müssen wir uns darauf konzentrieren, unsere Denkweise zu verbessern. Aus einer breiteren Perspektive müssen wir herausfinden, was uns stärker macht und in der Lage ist, genau die Situationen anzugehen, die uns in den Ruin getrieben haben. Ausdauer ist entscheidend, aber im Kontext von Selbstdisziplin ist es etwas, das umfangreiches Üben erfordert.

Anscheinend sind nicht viele Menschen in der Lage, Ablenkungen und alle anderen Elemente zu ertragen, die uns daran hindern, unsere Ziele zu verwirklichen. Was ihnen jedoch entgeht, ist die Tatsache, dass sie sich davon befreien können, indem sie einfach positiv denken und die folgenden Techniken anwenden, um das Selbst darauf vorzubereiten, disziplinierter zu sein, was immer es erreichen will.

1. Zügeln Sie Ihr Ego

Meistens können wir nicht anders, als unser Ego verlieren zu lassen, besonders wenn wir das Gefühl haben, dass es von etwas so Trivialem wie einer beleidigenden Bemerkung bedroht wird. Als Menschen können wir nicht anders, als unseren Ruf zu sichern. Es gibt Jahrhunderte von Traditionen und Bräuchen, die letztendlich zur Bildung sozialer Konventionen geführt haben, die vorschreiben, wer die Macht hat und wer nicht. Wir sind größtenteils auf der Suche nach einem höheren Status.

Manchmal wird es eher ein Hindernis für einen größeren Erfolg. Die meisten von uns fühlen sich berechtigt. Wir streben immer nach dem Besten für uns. Wir kennen unseren Wert und wir wissen, dass wir ihn realisieren müssen. So wird eine Gelegenheit, die uns unmittelbar bietet, zu einem großen Ego-Schub. Wir denken darüber nach, wie wir besser sind als andere, und wir müssen uns kontinuierlich beweisen. Aber manchmal neigen Menschen dazu, ihre Grenzen zu ignorieren. Wenn wir eine Aufgabe bekommen, machen wir einen schlechten Job, weil wir denken, dass wir es nicht verdienen. Das wirkt zwar, als wäre es ein emotionaler Triumph, aber es gibt tatsächlich einen schlechten Eindruck von Ihnen. Und hier müssen Sie anfangen, sich selbst neu zu bewerten.

Beginnen Sie, indem Sie Ihre Grenzen anerkennen und wissen, worin Sie gut sind. Noch wichtiger ist, dass Sie sich nicht zu sehr auf die eigentliche Aufgabe konzentrieren. Konzentriere dich darauf, wie du es beenden willst, anstatt dein Ego so zu behandeln, als sei es wichtiger als alles andere. Versuchen Sie danach rücksichtsvoller zu sein, wenn es um die Aufgabe geht. Beenden Sie das, was Sie müssen, da Sie dadurch nicht nur Ihren Ruf, sondern auch Ihre emotionale Intelligenz steigern können.

2. Setzen Sie sich ein tägliches Ziel

Wenn es um Erfolg geht, ist es nah daran, sich schrittweise zu verbessern, um ein Maß an täglichen Erfolgen zu erreichen.

Jedes Mal, wenn Sie jeden Tag aufwachen, sollten Sie sich in diesem Moment auf den Arbeitsmodus konzentrieren. Planen Sie Ihren Tag im Voraus und legen Sie vor allem ein Ziel fest, das Sie für den Tag erreichen möchten. Egal, ob es sich um die Anzahl der zu erstellenden Berichte oder die Phase eines Projekts handelt, an dem Sie arbeiten. Sobald Sie sich auf etwas freuen können, können Sie sicher sein, den Tag auf den richtigen Weg zu bringen.

3. Bereichern Sie sich

Eine Möglichkeit, um Ausdauer aufzubauen, besteht nicht darin, sich regelmäßig unzähligen Herausforderungen zu stellen. Es geht auch darum zu lernen, wie man eine Pause macht. Wir brauchen Zeit, um uns auszuruhen, denn wir sind keine Roboter, denen ein Gefühl der Müdigkeit fehlt.

Erholung ist Ihre Zeit, um neue Energie zu tanken, aber Sie müssen sie nutzen, um Ihren Geist und Ihre Seele zu bereichern. Tauchen Sie ein in ein gutes Buch, oder, wenn Sie nicht mit der ganzen Literatur vertraut sind, suchen Sie sich gleich nach lehrreichen YouTube-Videos, die Sie inspirieren können.

Denken Sie daran: Wir werden von allem motiviert, auch von den unwahrscheinlichsten Orten. Lassen Sie sich immer inspirieren.

4. Lernen Sie, „Nein" zu sagen.

Eine Sache, die schwierig zu tun ist, ist „Nein" zu sagen. Anscheinend befolgen die meisten Menschen bestimmte soziale Konventionen bis zu einem gewissen Grad, um sie auf andere Aspekte ihres Lebens auszudehnen.

„Nein" zu sagen ist etwas, das wir zu meiden scheinen, aus der Idee heraus, dass wir als arrogant oder unhöflich gebrandmarkt würden, wenn wir dies tun. Aber was die meisten Menschen nicht erkennen, ist, dass das Nein-Sagen das Kennzeichen eines reifen Geistes ist. Natürlich sagen wir ja zu Dingen, aber in bestimmten Situationen, in denen dies eine praktikable Option ist. Wenn Sie jedoch die Neigung haben, zu einer Idee Nein zu sagen, werden Sie der Meinung sein, dass dies nicht gut ist, und wenn Sie nicht zustimmen, wird dies zur Notwendigkeit.

Aufrichtigkeit ist das, was heutzutage in der Tat fehlt, da sich die Menschen aus Angst davor, isoliert zu sein, weigern, sich zu äußern. Aber ein Leben voller Taten und in der Tat ein diszipliniertes Leben muss das Element haben, das den Dingen aus purer Sorge widersteht.

Wenn Sie das nächste Mal mit einer Idee konfrontiert werden, von der Sie glauben, dass sie nicht gut funktioniert, versuchen Sie, diese beiden Buchstaben herauszublasen. Tatsächlich ist es nichts Unhöfliches, denn es ist Ihre eigene Art zu sagen: „Dies muss verbessert werden."

***

Wenn Sie diese Ideen verwenden, werden Sie letztendlich noch emotionaler darauf vorbereitet, sich auf sich selbst einzulassen. Wie bei vielen erfolgreichen Menschen kommt die Reife, wenn Sie lernen, Ihren Geist so zu trainieren, dass er sich voll und ganz dessen sicher ist, was er will, sich voll auf das konzentriert, was zu tun ist, und sich seiner eigenen Kraft voll bewusst ist.

Kapitel 4. Nutzen Sie die Macht der Rechenschaftspflicht.

Anscheinend ist alles, was wir tun, auf ein bestimmtes Ziel ausgerichtet, und um dieses Ziel zu erreichen, müssen wir genau verstehen, was erforderlich ist, um zu beginnen, zu warten und zu beenden.

Der Kern der Selbstdisziplin liegt darin, sich selbst zu trainieren, um entschlossener und selbstbewusster zu entscheiden. Nicht nur das, es versucht sich auf eine Weise zu verbessern, die es Ihnen ermöglicht, proaktiv und bereit für die Herausforderungen des Lebens zu werden.

Unabhängig davon, wo Sie arbeiten und in welcher Art von Arbeit Sie tätig sind, benötigen Sie ein gewisses Maß an Disziplin, um ernsthafte Anstrengungen zu unternehmen. Auf der anderen Seite müssen Sie zuallererst erkennen, dass Sie für den Beginn einer Aufgabe, sei es auf kurze oder lange Sicht, ein hohes Maß an Ernsthaftigkeit von Ihrer Seite verlangen.

Dies setzt voraus, dass Sie wissen, dass Sie einen Anteil an der zu erledigenden Aufgabe haben. Ein Projekt zu erstellen und seine Fertigstellung zu überwachen, ist nicht nur eine Frage der Handlung. Entscheidender ist die Tatsache, dass Sie dies aufgrund des Drucks der Rechenschaftspflicht tun.

Wir definieren Verantwortlichkeit als das Element, das uns an den Job bindet. Wenn wir von einem Chef oder einer anderen Person eine Aufgabe erhalten, müssen wir die Tatsache unterstreichen, dass es sich um ein bestimmtes Maß an Vertrauen handelt.

Wenn sich die Gruppe beispielsweise daran macht, an einem Projekt zu arbeiten, erhalten einzelne Mitglieder bestimmte Aufgaben, die den Erfolg des Projekts sicherstellen. Egal wie klein die Aufgabe auch sein mag, ihre größere Bedeutung wird offensichtlich, wenn das Projekt endlich Realität wird. Aus diesem Grund sollten sich die Menschen auf die Aufgabe konzentrieren, die ihnen übertragen wird, um die Dinge geschehen zu lassen.

Gilt das auch für einzelne Projekte? Na sicher! Tatsache ist, dass das Bauen einer Idee von Grund auf neu ist und davon abhängt, wie wir sie sehen und wie unsere Handlungen in den Prozess der Verwirklichung des vollen Werts der eigenen Arbeit passen.

Rechenschaftspflicht ist daher ein wesentliches Element, das nur für seinen Wert bei der Erfüllung einer Aufgabe anerkannt werden muss. Wir alle kennen die verschiedenen Konsequenzen des Ignorierens dieses Prinzips. Aufgrund des Mangels an Verantwortungsbewusstsein tendieren die Menschen dazu, mittelmäßige Arbeit abzugeben, oder sie haben kein Interesse daran, sich um die Erledigung einer Aufgabe zu bemühen. Dies führt anscheinend zur eigentlichen Vorstellung von Faulheit, und Faulheit bringt uns nirgendwo im Leben hin. Das haben bereits die Erfahrungen gezeigt, denen wir als Erwachsene begegnet sind. Wir wissen, was passiert, wenn wir uns weigern, etwas zu tun. Bei Gruppenaktivitäten, bei denen jeder die gleichen Chancen hat, zu sagen, was er oder sie möchte, sind wir möglicherweise auf zahlreiche Fälle gestoßen, in denen wir unsere Verantwortlichkeiten auf die Gruppe verlagern und glauben, dass jemand anderes in der Lage wäre, die Aufgabe zu erfüllen, die wir angeblich erledigt hätten.

Was macht also einen verantwortungsbewussteren Menschen aus? Zum einen müssen wir die Eigenschaften eines Menschen verstehen, der die Dinge ernst nimmt, insbesondere die Aufgaben, für die er oder sie gemacht ist.

1. Kennen Sie Ihre Rolle

Denken Sie darüber nach: Sie haben keine bestimmte Aufgabe zu erledigen, ohne vorher zu wissen, warum sie Ihnen gegeben wurde. Wenn Sie wissen, wie gut Sie in eine Gruppe passen, sollten Sie größtenteils ein gewisses Maß an Selbstvertrauen entwickeln. Auf lange Sicht sind Sie für die Aufgabe ausgewählt, weil Sie jedem zeigen, wie gut Sie darin sind.

Wenn Sie Ihre Rolle kennen, erhalten Sie genügend Einblick in Ihre Wichtigkeit. Warum wurdest du überhaupt ausgewählt? Warum haben sie Ihnen diese Aufgabe übertragen? Sollte es jemand anderes tun? Anscheinend deuten diese Fragen nur auf die Idee hin, dass Sie für die Aufgabe gut geeignet sind, auch wenn Sie vertrauen, dass Sie diese erledigen. Rechenschaftspflicht beginnt also mit dem Aufbau von Vertrauen. Versuchen Sie nichts zu verweigern, indem Sie Dinge wie „Ich bin dafür nicht geeignet" oder „Ich habe das Ding nicht verdient" sagen.

Es gibt Gründe, warum Sie vertrauenswürdig sind, damit Sie die Aufgabe besser erledigen oder Ihre Glaubwürdigkeit beeinträchtigt wird.

2. Trainieren Sie sich selbst, reif zu werden.

In einigen Fällen neigen die Leute dazu, die Verantwortlichkeit aus vielen Gründen herunterzuspielen. Aber offenbar gibt es keinen Platz für unausgereiftes Verhalten, wenn Sie mit so wichtigen Dingen konfrontiert sind wie einem

Unternehmensprojekt oder einem neuen, marktfähigen Produkt.

Das soll nicht heißen, dass wir nicht den Spaß an allem sehen sollten, was wir tun. Außerdem macht es auch in ernsten Angelegenheiten immer Spaß. Wir müssen uns jedoch darüber im Klaren sein, dass die moderne Arbeitskultur von einem Gemeinschaftsgefühl und der Einhaltung moderner Regeln geprägt ist. In diesen Dingen reif zu sein, ist nicht nur eine soziale Notwendigkeit, sondern auch ein entscheidender Faktor, um Dinge zu erledigen.

Ein reifer Geist kann das Beste in einer Situation sehen und seine eigene Bedeutung erkennen. Es geht darum, rational zu arbeiten, um das Beste aus Ihrer aktuellen Aufgabe herauszuholen. In diesem Sinne sollten Sie wissen, wann die lustige Zeit beginnt und wann strenger Ernst und Hingabe beginnen.

In Ihrem Fall erfordert die Arbeit an einem Projekt das Letztere. Nach Abschluss des Projekts bleibt mehr Zeit für unreife Aktivitäten. Nehmen Sie es als eine Form der Entschädigung.

3. Seien Sie vernünftig

Die meisten Menschen tendieren dazu, auf Emotionen zu reagieren, anstatt bei einer Aufgabe die vernünftigere Seite ihres Gehirns zu hören. Besonders wenn Sie Teil einer Gruppe sind, die wichtige Schritte unternimmt, um eine Idee in die Realität umzusetzen, sollten Sie in der Lage sein, Ihre besten Neuronen zum Laufen zu bringen.

Fehlgeschlagene Projekte sind meist das Ergebnis eines gespannten Egos. Und wir alle wissen, was passiert, wenn Egos verletzt werden. Emotionale Reaktionen werden zur Hauptstimme, und jedes Mal, wenn unsere emotionalen Seiten auftauchen, können wir kaum hören, was der Grund zu sagen hat.

Um echte Arbeit leisten zu können, müssen wir objektiv sein. Und damit sollten wir nicht zulassen, dass unsere Emotionen unsere Fähigkeit, klar und vernünftig zu denken, besiegen. Objektiv zu sein bedeutet nicht, herablassend zu sein. Es ist vielmehr eine Möglichkeit für einen, seine eigene Meinung zum positiven Abschluss einer Idee zu äußern.

Wenn Sie sich auf etwas einlassen, von dem Sie glauben, dass es ein hervorragendes Zeugnis für Ihre Fähigkeiten als denkender Mensch ist, ist Verantwortung nichts anderes als lebenswichtig. Denn wenn Sie wissen, dass Sie für etwas verantwortlich sind, müssen Sie erkennen, dass es Konsequenzen gibt, wenn Sie nicht in der richtigen Weise vorgehen.

Rufen Sie die rationale Seite in sich auf und versuchen Sie immer zu erkennen, wie wichtig es ist, Ihre intellektuellen Fähigkeiten einzusetzen, um etwas zu schaffen, das wichtig ist.

4. Seien Sie konsequent motiviert

In bestimmten Zeiten müssen Sie ständig einsatzbereit sein.

Verantwortliche wissen dies, weil sie wissen, wie wertvoll sie für die Durchführung eines Projekts oder für alle diesbezüglichen Bemühungen sind. Deshalb suchen sie nach neuen Wegen, um sich zu inspirieren und zu motivieren. Wie auch immer, sie haben immer ein Händchen für die Suche nach einer effektiven Verkaufsstelle, damit sie eine Aufgabe so effizient wie möglich erledigen können.

Sie finden immer Möglichkeiten, sich zu bereichern, was ein Kennzeichen eines Lebens ist, in dem es darum geht, erfolgreiche Schritte zur persönlichen Verbesserung zu machen. Langfristig bedeutet die Tatsache, dass sie ständig motiviert sind, dass sie auch Qualitätsarbeit ernst nehmen. Bei allen menschlichen Bemühungen ist es unerlässlich, ein wenig Wert darauf zu legen, dass Sie wissen, was Sie am Laufen hält, da dies auch darauf hinweist, dass Sie Ihre Verantwortung ernst nehmen.

5. Geben Sie Dinge zu

So menschlich wir sind, können wir niemals die Tatsache leugnen, dass wir falsch liegen und manchmal Fehler machen können. In vielen Fällen haben wir das Gefühl, dass ein kleiner Fehler bereits ausreicht, Ihnen ein gewisses Maß an Schmerzen im Hintern zu bereiten.

Dies liegt daran, dass wir so verliebt sind, all diese Verantwortlichkeiten zu haben, dass wir uns jedes kleinen Dings, das wir tun, bewusst werden.

Aber Fehler passieren die ganze Zeit und es gibt wirklich keinen perfekten Weg, um etwas zu erreichen. Die größten Erfindungen der Welt waren schon immer zahlreichen Herausforderungen ausgesetzt, von der Konzeption einer Idee bis zur Umsetzung. Aber die Tatsache bleibt, dass diese Ideen ohnehin Wirklichkeit werden, weil die Menschen hinter ihnen bestrebt sind, sich über ihre Fehler hinwegzusetzen und einen effektiven Weg zu finden, um jedes noch so kleine Problem zu lösen.

Geschichten der Beharrlichkeit waren für viele schon immer ein Thema der Inspiration. Was ein unvorstellbares Projekt zu sein schien, erwies sich als eine echte Sache, deren Wirkung im Leben anderer mitschwingt.

Wenn Sie also das Gefühl haben, etwas falsch gemacht zu haben, sollten Sie nicht zu viel darüber nachdenken, wie Sie einen Fehler gemacht haben. Nehmen Sie sich Zeit zum Atmen und finden Sie den richtigen Weg, um weiterzumachen. Denken Sie immer daran, dass es sehr gut möglich ist, einer Situation zu entkommen, die hoffnungslos erscheint. Solange Sie ein Bild von dem haben, was Sie erreichen wollen, sind Sie in guten Händen. Konzentrieren Sie sich nur auf die Dinge, die wichtig sind. Wischen Sie sich ab, akzeptieren Sie die Tatsache, dass Sie gestürzt sind, und gehen Sie weiter. Auf das Ziel kommt es an und nicht darauf, dass Sie leicht gestolpert sind.

***

Denken Sie daran, dass Verantwortlichkeit das Wichtigste ist, wenn Sie sich ernsthaft um die anstehende Aufgabe bemühen wollen. Verlassen Sie sich nicht auf andere. Sie haben Ihr eigenes Selbst, um das Sie sich sorgen müssen. Und damit haben Sie ein eigenes Selbst, auf das Sie sich verlassen können, wenn die Dinge wirklich chaotisch werden.

Kapitel 5. Visualisierung der langfristigen Belohnungen

Eines ist sicher: Wo immer wir auf lange Sicht landen, können wir die süßen, saftigen Freuden des Erfolgs genießen.

Die Leute sind mehr von der Idee motiviert, dass sie am Ende eine beträchtliche Menge an Belohnungen einheimsen würden. Arbeit ist schließlich eine Tätigkeit, die die Rückkehr zu dem gewährleistet, der es ernst meint. Sie sind eher auf einen Job fixiert, wenn Sie wissen, dass er erhebliche Vorteile verspricht.

Aber manchmal kann es kontraproduktiv sein, unsere Motivation in der Belohnung zu verankern. Dies liegt daran, dass die Menschen eine falsche Vorstellung haben, dass alles, was sie tun, zu der Entschädigung führen würde, die sie erhalten möchten. Egal wie viel

Arbeit und Herz Sie in eine Idee oder Aufgabe stecken, solange Sie dies tun, sind Sie grundsätzlich sicher. Aber in fast allen Fällen ist dieser Begriff in dieser Zeit des Drängens um größere Chancen eine Unwahrheit.

Was jetzt zählt, ist, wie Sie Ihren Geist darauf ausrichten, erfolgreich zu werden und viel Mühe darauf zu verwenden, ein Leben aufzubauen, das wirklich das ist, was Sie wollten. Was die meisten Menschen nicht bekommen, ist, dass sie sich mehr auf die Belohnungen konzentrieren und sich von den tatsächlichen Aktivitäten ablenken, die sie auf den Weg zu ihrer Erreichung gebracht haben.

Aber irren Sie sich nicht. Es ist nichts Unangenehmes daran zu denken, die Früchte Ihrer Arbeit zu ernten. Es ist nur so, dass die meisten Menschen diesen Gedanken falsch anwenden, was dazu führt, dass sie fehlgeleitet werden. Was getan werden sollte, ist, die Gedanken, etwas aus der Arbeit zu gewinnen, als Inspirationsquelle zu nutzen, als wichtige Zutat, die Sie dazu drängt, nach dem Besseren zu streben.

Es ist wirklich nichts Falsches daran, die Belohnungen zu visualisieren, die Sie ernten möchten. Sie müssen nur verstehen, wie man sie als Katalysator verwendet, als sprichwörtliches Energy-Drink, das Sie immer auf Trab hält.

Dies zu tun ist selbstverständlich Selbstdisziplin. Lesen Sie die folgenden Tipps, um sich mehr auf das Erreichen der Ziele zu konzentrieren, die Sie sich selbst gesetzt haben.

1. Nehmen Sie sich Zeit, um die Dinge aufzulisten, die Sie sich wünschen.

Eine Möglichkeit, um Sie zu motivieren, besteht darin, eine Liste der Dinge zu haben, die Sie erreichen möchten, und sich daran zu erinnern, dass Sie diese Dinge nicht erreichen können, ohne dass Sie sich anstrengen. Es ist wichtig, die Dinge zu kennen, die Sie wirklich gewinnen möchten, da Sie so lernen, wie Sie proaktiver werden können. Harte Arbeit erntet schließlich, was sie kann.

Wenn Sie eine Aufgabe erhalten und nicht wissen, wie Sie sie starten sollen, notieren Sie sich die Dinge, die passieren würden, wenn Sie sie einmal erledigt haben. Wenn Sie beispielsweise die Aufgabe haben, in einer Woche einen Branchenbericht zu erstellen, denken Sie an den Eindruck, den Ihr Chef hinterlassen würde, wenn Ihre Präsentation dem SMART-Prinzip folgt.

Überlegen Sie sich dann, wie sich dieser Eindruck in Zustimmung verwandeln würde, wenn Ihre harte Arbeit anerkannt wird und Ihr Chef überlegt, Sie zu befördern. Ein solcher Gedanke sollte ausreichen, damit Sie besser und schlauer arbeiten.

Sobald Sie wissen, was Sie von der Aufgabe profitieren würden, wird es für Sie offensichtlicher, darüber nachzudenken, wie Sie das Beste daraus machen können.

2. Wiegen Sie die Belohnungen

Es wäre nicht richtig, die Belohnungen abzuwägen, bevor Sie überhaupt mit der Erledigung der Aufgabe beginnen. Es wäre wie der Versuch, deine Eier zu zählen, bevor sie schlüpfen. Wir haben aus diesem Sprichwort gelernt, seit wir ein Kind waren, und Sie wissen, alles macht Sinn! Die Dinge laufen nicht so, wie wir es wollen. Die Erwartungen sind mit dem Risiko behaftet, nicht erfüllt zu werden, sodass wir nicht motiviert sind, fortzufahren.

Es gibt jedoch noch einiges Gutes aus diesem Akt des Abwägens der Belohnungen zu ziehen. Zum Beispiel ist es in keiner Weise kontraproduktiv, zu wissen, wie viele Möglichkeiten Sie haben, wenn Sie eine bestimmte Menge an Arbeit erledigen. Im Gegenteil, es sollte die notwendigen Bedingungen bieten, die es Ihnen ermöglichen, die gewünschte Menge an Aktionen in Bezug auf die Art oder Menge an Belohnungen durchzuführen, die Sie erhalten, wenn Sie Ihre Aufgabe abgeschlossen haben.

Die Belohnungen zu visualisieren ist gesund, denken Sie darüber nach. Da wir uns auf die wahrgenommenen Vorteile konzentrieren, stärken wir uns tatsächlich, um einige Arbeiten besser ausführen zu können. Bleiben Sie ruhig und versuchen Sie, die Belohnungen abzuwägen, wenn dies einen großen Schub für die Erledigung von Qualitätsarbeiten bedeutet.

3. Fordern Sie sich jeden Tag neu auf

Jeden Tag werden wir von den kleinen Dingen abgelenkt. Ob es sich um Hausarbeit oder Freizeitaktivitäten wie Computerspiele handelt, wir können sicher sein, dass es Faktoren gibt, die uns daran hindern, die Ziele zu erreichen, die wir uns gesetzt haben.

Dabei müssen wir uns jede Minute dazu auffordern, uns an die immense Arbeit zu erinnern, die wir leisten müssen. Triviale Dinge, die uns ablenken, sind immer dazu da, uns zu Fall zu bringen und uns davon zu überzeugen, dass Mittelmäßigkeit in Ordnung ist, aber tatsächlich nicht. Mittelmäßigkeit führt zu einem Leben, das nicht für den Erfolg geeignet ist, und wenn Sie bereits klare Prioritäten setzen, müssen Sie sich darauf verlassen, dass Sie viel davon profitieren, wenn Sie sich ausschließlich auf eine Aufgabe konzentrieren.

Es wird Zeiten für Erholung geben, ja, aber wenn es darum geht, die Dinge zu erreichen, von denen Sie glauben, dass sie viel angenehmer sind als die Dinge, die Sie haben, dann sollten Sie sich jeden Tag an die Art des Lebens erinnern, die Sie sich wünschen.

Erinnerungen gibt es in vielen Formen, aber nichts ist besser als ein Tagebuch, das sich ausschließlich der Aufgabe widmet, die Sie erfüllen möchten. Indem Sie den Fortschritt Ihrer Aufgabe aufzeichnen, wird Ihnen ständig die Nähe zwischen Ihrem aktuellen Standort und dem gewünschten Standort angezeigt.

Eine andere gute Möglichkeit, sich zu erinnern, besteht darin, sich vor den Spiegel zu stellen und mit Ihrem Spiegelbild über genau das zu kommunizieren, was Sie erreichen möchten. Dies mag Ihnen zwar auffallen, ist aber notwendig, wenn Sie sich auf Ihre Ziele konzentrieren möchten. Wenn Sie mit Ihrem Spiegelbild sprechen, können Sie sich in der dritten Person als eine völlig andere Person sehen, sodass Sie einen aufmunternden Vortrag halten können, den Sie normalerweise nicht ernst nehmen würden, wenn Sie ihn im Kopf behalten.

Andere Dinge würden Ablenkungen minimieren, aber der beste Rat, den Sie immer erhalten können, ist, dass Sie konzentriert sein müssen. Überlegen Sie, wo Sie sein möchten, und Sie werden sicher sein, in kürzester Zeit dorthin zu gelangen.

4. Errrichten Sie Ihre Träume

Jeder hat einen Traum. Selbst die Ärmsten und Bedürftigsten haben Träume. Es ist alles Teil der menschlichen Erfahrung, nach etwas zu streben, von dem wir wissen, dass es unserem Leben einen tieferen Sinn gibt, und die Vorstellung zu bekräftigen, dass wir für etwas Größeres bestimmt sind, als wir uns vorstellen können.

Träume sind nur Träume, weil sie im Kopf existieren. Sie wollen etwas, und es fühlt sich gut an, wenn Sie nur darüber nachdenken. Aber wie wäre es, etwas zu tun, um es wahr werden zu lassen? Wäre das nicht euphorischer? Die Tatsache, dass was früher ein Konzept in Ihrem Kopf war, jetzt eine Sache ist, auf die Sie spüren und stolz sein können?

Wenn das der Fall ist, würde es nicht schaden, wenn Sie darüber nachdenken, anzufangen. Ein Traum ist etwas, das Sie verfolgen sollten, und nicht etwas, das Sie im Dunkeln lassen möchten. Wenn wir das tun, was wir tun müssen, um es zu erreichen, wäre es uns gut ergangen und wir wären vor allem diszplinierter darin, Dinge in die Tat umzusetzen.

***

Das Wissen um die Belohnungen, die eine Aufgabe mit sich bringt, hilft uns, die Idee in den Griff zu bekommen, dass harte Arbeit zu einem besseren Verständnis von uns selbst und unserer Herangehensweise an eine Idee oder ein Konzept führt.

Wie wir alle wissen, ist es bereits eine hervorragende Möglichkeit, Anstrengungen auf der Grundlage eines hohen Geldbetrags oder einer saftigen Beförderung zu unternehmen, um das Beste aus unseren Fähigkeiten herauszuholen, um unsere Wünsche zu kontrollieren und nach etwas noch Größerem zu streben.

Kapitel 6. Effektiv von den Ausrutschern aufstehen

Wie wir im vorigen Kapitel erfahren haben, kommt nichts – wiederholt, NICHTS – positiv. Nicht um Sie oder irgendetwas zu stören, sondern um das Leben und wie wir es leben, anzuerkennen, dass nicht alle Dinge gut laufen. Offensichtlich gibt es mehrere Fälle, in denen Pläne und Ideen durch unvorhergesehene Umstände unterdrückt werden, sowie Situationen, die jede Hoffnung auf Erfolg zerstören.

Der Weg zum Erfolg ist nie mit Rosenblättern gepflastert. Es ist eine Autobahn voller Gefahren und potenzieller Pannen. Es ist eine Straße, auf der die Elemente versuchen, Sie zu bremsen, Ihr Fahrzeug auseinanderzubrechen und Sie letztendlich daran zu hindern, Ihre beabsichtigten Ziele zu erreichen.

Das Image einer Belohnung kann hilfreich sein, aber es würde nicht ausreichen, da Sie eine völlig andere Denkweise benötigen, wenn Sie auf eine Prüfung stoßen, die Sie Ihrer Meinung nach nicht überdauern können. Tatsache ist, dass wir mit dem Unerwarteten rechnen müssen. Alles, was schrecklich sein könnte, wird passieren, und wir alle wissen es besser, als auf solche Situationen nicht vorbereitet zu sein.

In jedem Fall könnten Fehler und Irrtümer auf unseren Kopf fallen und eine Gehirnerschütterung verursachen. Dies bedeutet jedoch nicht, dass die Reise dort endet. Wie wir bereits erklärt haben, gibt es für Sie immer noch Möglichkeiten, sich von den Gefahren und Herausforderungen zu erheben. Es gibt Chancen, dass Sie sich erholen, die Staubflecken auf Ihrer Schulter abstauben und weiterziehen, als wäre nichts passiert.

Selbstdisziplin würde dann auch den Wunsch mit sich bringen, sich von der Asche zu erheben und dort weiterzumachen, wo Sie aufgehört haben. Es ist das Markenzeichen eines jeden erfolgreichen Menschen, seine vielen Fähigkeiten zu nutzen, um sich zu verbessern. Wie bei vielen erfolgreichen Führungskräften in Wirtschaft, Politik und Kultur sind Misserfolge eine entscheidende Voraussetzung für den Erfolg. Betrachten wir sie eher als Momente, in denen wir am schwächsten sind, sollten wir sie als wichtige Verbesserungsmöglichkeiten betrachten.

Die Entwicklung unserer Talente und der Transport einer Idee in die reale Welt muss ein gewisses Maß an Misserfolg beinhalten. Beide sind potenziell katastrophalen Situationen ausgesetzt, die jeden vernünftigen Menschen dem Witz zum Opfer fallen lassen können. Was verstanden werden sollte ist, dass Sie diese Fehler als pädagogische Diskussionspunkte nutzen müssen. Vorher müssen Sie jedoch wissen, wie Sie sich von einem katastrophalen Punkt erholen können, der Ihre Selbstdisziplin zerstören könnte.

1. Das Problem ignorieren

Was passiert, wenn ein Problem auftritt? Natürlich verwenden wir unsere Köpfe, um es auf effiziente und richtig gestaltete Weise zu lösen. Aber was ist, wenn das Problem zu einer unkontrollierbaren Situation wird, in der der einzig logische Ausweg darin besteht, es anzugehen?

Nun, in diesem Fall könnte jeder nur mit den Schultern zucken und sich bewegen. So einfach ist das. Wir lösen Probleme, weil wir müssen. Und um dies zu erreichen, sollten wir zuerst die Idee verwirklichen, dass Probleme ihre eigenen Schwachstellen haben. Dies sind Bereiche, in denen wir ein bestimmtes Problem erschließen und in handhabbare Begriffe umwandeln können. Wenn das Problem jedoch zu einer größeren Herausforderung wird, die kein Allheilmittel erfordert, müssen Sie nur noch die Konsequenzen akzeptieren und weitermachen.

Zum Beispiel könnten Sie Ihrem Chef nichts sagen, besonders wenn er sich über die Qualität der Arbeit beschwert, die Sie in das Projekt gesteckt haben. Sie können anfangen, indem Sie sich selbst dafür die Schuld geben, und Sie beginnen zu glauben, dass das verbale Schlagen, das Sie vom Chef bekommen, wohlverdientes Karma ist, das sich am modernen Arbeitsplatz ausdrückt. Sie werden nichts anderes tun, als die Predigt anzunehmen wie ein Hund, der gerade die Vorhänge in Stücke gerissen hatte. Warten Sie danach, bis die Emotionen nachlassen. Das Schlimmste ist vorbei. Atmen Sie tief ein, kehren Sie in Ihre Kabine zurück und konzentrieren Sie sich darauf, was noch getan werden sollte. Die Predigt hat sich schließlich als hilfreich erwiesen, um Sie zu motivieren und Sie daran zu erinnern, dass Erfolge von jenen kommen, die eine starke Bereitschaft zeigen, sie möglich zu machen.

2. Lernen Sie aus Ihre Fehlern

Wenn Sie auf eine schlimme Situation stoßen, lassen Sie sich davon nicht stören. Denken Sie immer darüber nach, wie es Ihnen helfen würde, ein Gefühl der Pflicht wiederzugewinnen, das sich nicht nur an Sie selbst, sondern auch an andere richtet, die Ihre Bedeutung erkennen.

Wir müssen scheitern, weil wir wachsen müssen. Wir müssen ständig daran erinnert werden, dass wir in der Lage sind, uns bei jedem Sturz zu entwickeln. Denken Sie eine Sekunde darüber nach: Als Kinder lernen wir, indem wir die Dinge, die wir später sehen, mit verfeinerter Klarheit erfahren. Wir wissen nur zu gut, dass das Berühren eines heißen Eisens zu schweren Verbrennungen führen würde, und wir wissen nur zu gut, dass uns schlechtes Benehmen nicht weiter bringt. Wir wurden damals bestraft, aber nur, weil wir verstehen müssen, dass die gesellschaftliche Realität es erfordert, dass wir die Guten von den Schlechten filtern. In diesem Fall sollte ein Fehler nicht zu einer Zeit werden, in der Sie sentimental werden und glauben, dass die Leute eine Tendenz haben, Ihre Fehler zu erkennen. Aber genau die falschen Dinge, die Sie tun, ermöglichen es Ihnen, mehr über die Welt um Sie herum zu lernen.

Wir haben dieses Denken später an das spätere Leben angepasst. Als Erwachsene wissen wir nur zu gut, dass Faulheit und Aufschub uns nicht weiterbringen, uns in eine Situation bringen würden, aus der es schwierig ist zu entkommen, und nur dazu dienen würden, eine Haltung zu pflegen, die es ablehnt, die Wichtigkeit harter Arbeit anzuerkennen.

Damit sollten wir wissen, wie wir unsere Fehler in Punkte verwandeln können, aus denen wir lernen können. Wir sollten uns an ihnen orientieren, da sie uns mit dem nötigen Wissen ausstatten, um zu vermeiden, dass wir dieselben Fehler erneut machen. Wenn Sie also das Gefühl haben, dass ein Fehler Sie in Mitleidenschaft gezogen hat, analysieren Sie, wo Sie einen Fehler gemacht haben, und stellen Sie immer sicher, dass Sie das, was Sie aus der Erfahrung gesammelt haben, für Ihre eigene Verbesserung verwenden.

3. Alles wird besser

Es stimmt, Selbstdisziplin ist eher eine Frage, wie man anfängt. Auf der anderen Seite ist es eine andere Frage, etwas zu tun, obwohl Selbstdisziplin immer noch einen erheblichen Anteil daran hat.

Bei allen menschlichen Bestrebungen können wir niemals leben, ohne über Dinge nachdenken zu müssen, die umgekehrt ablaufen. Wir sind auf unsere Weise Idealisten, aber unsere Schwachstellen weisen uns auf die trübe Seite des Ehrgeizes. Misserfolge gibt es zuhauf und es verfolgt jeden, der danach strebt, eine bessere Bedeutung für sich selbst zu entwickeln. Es ist wichtig, dass die Menschen erstens ihre Fehler anerkennen und zweitens verstehen, dass sie Teil dieses großartigen Plans sind, der darauf abzielt, uns zu Meistern unseres eigenen Lebens zu machen. Die Hauptidee ist, dass die Leute denken, dass es Fehler gibt, weil nicht alles perfekt ist. Aber wir sollten auch die Tatsache erkennen, dass das Leben auf dem Weg besser wird.

Unsicher ist ein derart weit verbreiteter Zustand in diesem Universum, dass wir ihn lieber opfern würden, um ein Leben zu führen, das frei von Herausforderungen ist. Aber was ist das Leben ohne die Gegenwart des Bösen? Wäre es so aufregend wie es ist? Anscheinend nicht, denn was das Vorhandene schön macht, ist die Tatsache, dass wir etwas tun, um uns emotionaler und intellektuell unnachgiebiger zu machen. Und nichts könnte diese Tatsache jemals ändern.

Überlegen Sie sich, wann immer Sie sich vom Druck des Lebens niedergeschlagen fühlen, wie es mit der Zeit besser wird, denn das Leben ist nicht immer da, um Sie herumzuschubsen. Es ist auch da, um Ihnen einen

Blumenstrauß zu schenken, wann immer es Ihnen gefällt.

Geben Sie dem Leben eine Chance, denn von dort aus wird es schließlich besser.

4. Aufbau einer effektiven emotionalen Basis

Das bedeutet, dass Sie genau die Menschen finden müssen, die die Quelle Ihrer Inspiration sind. Während eines Großteils Ihres Lebens haben Sie zahlreiche erwachsene Persönlichkeiten getroffen. Sie haben gelernt, wie wichtig es ist, eine Familie zu haben, da dies der allererste soziale Kreis ist, dem Sie begegnen, und im Übrigen der intimste, der Ihrem Herzen am nächsten liegt. Denn wann immer das Leben Sie in Schwierigkeiten bringt, haben Sie immer eine Gruppe von Leuten parat, zu denen Sie laufen können, um Unterstützung zu erhalten.

Wenn eine Aufgabe oder ein Projekt zu entmutigend erscheint, denken Sie immer, dass Sie keine Insel sind. Sie sind nicht allein, da Sie Beziehungen gepflegt haben, die für Sie von Bedeutung sind und die Sie für das schätzen, was Sie sind. Abgesehen von der Familie sind Ihre engsten Freunde genau die Menschen, auf die Sie sich verlassen können, um emotionale Stärke zu erlangen. Sie kennen dich nur zu gut. Sie kennen dich wahrscheinlich mehr als du dich selbst kennst. In diesem Fall, wenn Sie stolpern, während Sie auf Ihre Ziele zusteuern, können Sie Ihre Frustration immer an den Menschen auslassen, die sich darum kümmern und deren Rat einholen. Sie kennen Ihren Wert und wissen nur zu gut, dass Sie jemand sind, der zu größeren Dingen fähig ist.

5. Wenden Sie sich dem Spirituellen zu.

Abgesehen von den Menschen, die Ihnen am Herzen liegen, ist es wichtig, treu zu sein. Religion gibt Ihnen Sinn, und für die meisten Menschen gibt der Glaube an eine gewählte Lehre ihnen die Kraft, ein Problem zu überwinden und aus einer scheinbar hoffnungslosen Situation aufzustehen. Der Glaube ist schließlich ein Element, das es den Menschen ermöglicht, das zu tun, was sie für unmöglich halten. Aus diesem Grund müssen Sie Zeit für eine gesunde Meditation finden.

Ein bisschen Zeit alleine zu verbringen, während Sie versuchen, sich von einer stressigen Tortur zu erholen, ist unerlässlich, wenn Sie die Welt mit einem neuen Gefühl für die Erledigung der Dinge angehen möchten. Wenn Sie sich von weltlichen Angelegenheiten zurückziehen, um etwas Zeit mit Ihren eigenen

Gedanken zu verbringen, können Sie den erforderlichen Prozess der Verjüngung erreichen, sodass Sie Ihr Ziel besser als je zuvor verfolgen können. Sie werden in der Lage sein, klar zu denken und in der Lage zu sein, sich jedem Problem zu nähern, das Ihnen in den Weg kommt.

Verbringen Sie außerdem einige Zeit mit anderen spirituellen Menschen und besprechen Sie, wie der Glaube Ihnen in den vielen Prüfungen und Herausforderungen geholfen hat, die Ihr Glaubenssystem auf die Probe gestellt haben. Auf diese Weise können Sie die Dinge, die Sie glücklich machen, wertschätzen. Denken Sie immer daran, wie Sie sich aus diesen Prüfungen mit der Unterstützung Ihrer Überzeugungen erheben werden.

Manche Menschen mögen sich über die Idee lustig machen, dass Spiritualität den Menschen nicht hilft, mit den Fehlern umzugehen, die sie gemacht haben, aber das liegt daran, dass sie sich dafür entscheiden, dies nicht zu tun. Für die Menschen, die sich an ein Glaubenssystem halten, hilft es zu wissen, dass Sie nicht allein sind und dass Sie für eine bedeutendere Identität bestimmt sind, die die Welt allein nicht geben könnte.

***

Tatsächlich passieren Fehler aus den besten Gründen. Einer davon ist, dass wir so zu besseren Menschen heranwachsen können. Während wir immer nach Perfektion streben, können wir uns niemals von der zugrunde liegenden Tatsache des Lebens, der Unvollkommenheit, trennen. Alles kann abrupt passieren und überrascht uns oft. Aber es gibt nur dieses kurze Keuchen. Wir sind fassungslos, aber nicht lange, denn danach sind wir wieder auf dem Weg, Ideen, Ziele und Projekte erfolgreicher zu machen.

Wenn wir von Zeit zu Zeit Ausrutscher erleben, können wir einen tieferen Einblick in uns selbst gewinnen. Es wird uns ermöglichen, unsere Schwächen und Stärken zu kennen und die richtigen Bedingungen zu schaffen, um die Bereiche zu verbessern, in denen wir das Beste aus uns herausholen, und die Bereiche, in denen wir niedergerissen werden, auszuschließen.

Es bleibt die Tatsache, dass wir von Zeit zu Zeit Fehler machen, aber das bedeutet nicht, dass jeder kleine Fehler, den wir insgesamt gemacht haben, einen sabotierten Traum mit sich bringen würde. Im Gegenteil, diese Fehler sind ein Beweis für unsere Stärke und wie diszipliniert wir sind, um Dinge in unserem Leben möglich zu machen.

Wie viele Leute sagen würden: „*Carpe Diem*". Nutzen Sie den Tag. Tun Sie, was immer Sie können, um Ihr Leben bedeutungsvoller und ansprechender zu gestalten.

Bonus-Kapitel. Lernen Sie etwas über die Fitspiration im wirklichen Leben kennen.

Fitspiration ist eine Methode, bei der Sie sich durch Sprüche, Passagen und Zitate aus dem Alltag inspirieren lassen. Mehr Selbstdisziplin zu erlangen, ist ein Unterfangen, das größtenteils viel Kraft erfordert, um es zu ermöglichen. In vielen Fällen würden die Leute sagen, dass es schwer und schwierig ist, besonders wenn die Person, die sie runterzieht, sie selbst ist.

Aus diesem Grund brauchen wir alle ab und zu eine helfende Hand. Es gibt nichts Schöneres, als Menschen zu haben, die Ihr Streben nach einem größeren Leben unterstützen.

Lassen Sie uns einige der besten Fitspirations-Beispiele durchgehen, um Sie durch die Herausforderungen zu führen, die Sie zu Fall bringen sollen.

"Denken Sie an die Konsequenzen, wenn Sie nichts tun."

Darin können wir uns offenbar alle einig sein. Der Mann der Tat ist einer, der weiß, dass die Belohnungen genau richtig sind. Es geht nur darum, aufzustehen und diesen entscheidenden ersten Schritt zu tun, um dies zu ermöglichen.

„Ehrgeiz ist wie eine Sucht. Sobald Sie drin sind, braucht es Ihr Körper. "

Was dieses Zitat vorschlägt, ist die Tatsache, dass wir, wenn wir Ambitionen zur Sicherung haben, darauf vorbereitet sind, sicherzustellen, dass sie erreicht werden. Denken Sie nur darüber nach: Sie können niemals ehrgeizig werden, wenn Sie dies nicht tun. Tun

Sie alles, um dies zu verwirklichen. Wenn Sie sich jedoch auf diese Ambitionsidee konzentrieren und Ihren Verstand darauf vorbereiten, werden Sie das Gefühl haben, dass sowohl Ihr Körper als auch Ihr Geist verpflichtet sind, alles zu tun, um sie zu erlangen.

„Bei Disziplin geht es darum, auszuwählen, was Sie jetzt und was Sie am meisten wollen."

Dieser ist eine perfekte Zusammenfassung dessen, was Disziplin sein sollte. Wir haben bereits erwähnt, dass Disziplin etwas ist, das trainiert wird. Es ist nicht immer eine angeborene Eigenschaft, sondern etwas, auf das wir uns vorbereiten sollten. Wenn wir uns nun einer Neigung gegenübersehen, das Beste für uns zu erreichen, sollte uns die Ablenkung niemals stören. Unser Ziel ist es, dass wir was auch immer erreichen. Wir wissen, dass unsere persönlichen Ziele dazu dienen, dass wir erkennen, was wir für uns selbst wollen. Und wir sind sicher, dass das, was wir am meisten wollen, das Beste ist, was wir uns leisten können.

Schlussworte

Nochmals vielen Dank, dass Sie dieses Buch gekauft haben!

Ich hoffe wirklich, dass dieses Buch Ihnen helfen kann.

Der nächste Schritt ist, dass Sie **sich für unseren E-Mail-Newsletter anzumelden, um** über neue Buchveröffentlichungen oder Werbeaktionen informiert zu werden. Sie können sich kostenlos anmelden und erhalten als Bonus unser Buch „*7 Fitnessfehler, von denen Sie nicht wissen, dass Sie sie machen*"! Dieses Bonusbuch bricht viele der häufigsten Fitnessfehler auf und entmystifiziert viele der Komplexitäten und der Wissenschaft, sich in Form zu bringen. Wenn Sie all diese Fitnesskenntnisse und -wissenschaften in einem umsetzbaren, schrittweisen Buch zusammengefasst haben, können Sie auf Ihrer Fitnessreise in die richtige Richtung starten! Um an unserem kostenlosen E-Mail-Newsletter teilzunehmen und Ihr kostenloses Buch zu erhalten, besuchen Sie bitte den Link und melden Sie sich an: www.hmwpublishing.com/gift

Wenn Ihnen dieses Buch gefallen hat, dann möchte ich Sie um einen Gefallen bitten, wären Sie so freundlich, eine Rezension für dieses Buch zu hinterlassen? Ich wäre Ihnen sehr dankbar!

Vielen Dank und viel Glück auf Ihrer Reise!

Über den Co-Autor

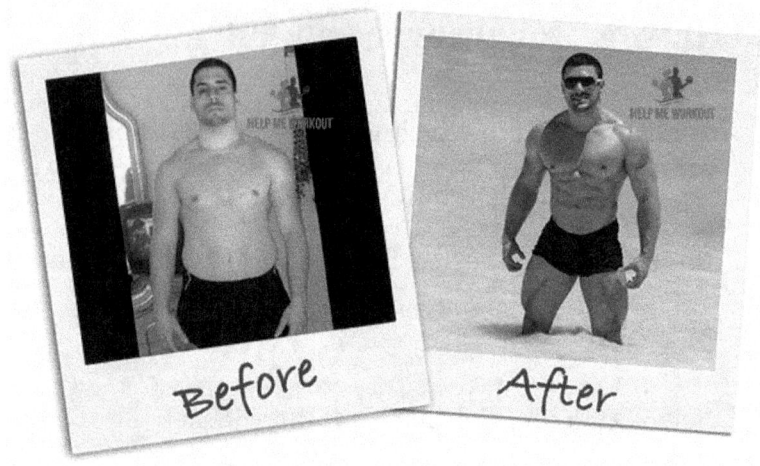

Mein Name ist George Kaplo. Ich bin ein zertifizierter Personal Trainer aus Montreal, Kanada. Ich beginne damit zu sagen, dass ich nicht der breiteste Typ bin, den Sie jemals treffen werden, und das war nie wirklich mein Ziel. Tatsächlich habe ich begonnen, meine größte Unsicherheit zu überwinden, als ich jünger war, was mein Selbstvertrauen war. Das lag an meiner Größe von nur 168 cm (5 Fuß 5 Zoll), die mich dazu drängte, alles zu versuchen, was ich jemals im Leben erreichen wollte. Möglicherweise stehen Sie gerade vor einigen Herausforderungen oder Sie möchten einfach nur fit werden, und ich fühle mit Sicherheit mit Ihnen mit.

Ich persönlich war immer ein bisschen an der Gesundheits- und Fitnesswelt interes-siert und wollte wegen der zahlreichen Mobbingfälle in meinen Teenagerjahren wegen meiner Größe und meines übergewichtigen Körpers etwas Muskeln aufbauen. Ich dachte, ich könnte nichts gegen meine Körpergröße tun, aber ich kann sicher etwas dagegen tun, wie mein Körper aussieht. Dies war der Beginn meiner Transformationsreise. Ich hatte keine Ahnung, wo ich anfangen sollte, aber ich habe gerade erst angefangen. Ich war manchmal besorgt und hatte Angst, dass andere Leute sich über mich lustig machen würden, wenn sie die Übungen falsch machten. Ich wünschte immer, ich hätte einen Freund neben mir, der sich auskennt, um mir den Einstieg zu erleichtern und mich mit allem vertraut gemacht hätte.

Nach viel Arbeit, Studium und unzähligen Versuchen und Irrtümern begannen einige Leute zu bemerken, wie ich fit wurde und wie ich anfing, mich für das Thema zu interessieren. Dies führte dazu, dass viele Freunde und neue Gesichter zu mir kamen und mich um Rat fragten. Zuerst kam es mir seltsam vor, als Leute mich baten, ihnen zu helfen, in Form zu kommen. Aber was mich am Laufen hielt, war, als sie Veränderungen in ihrem eigenen Körper bemerkten und mir sagten, dass es das erste Mal war, dass sie echte Ergebnisse sahen! Von dort kamen immer mehr Leute zu mir und mir wurde klar, dass es mir nach so viel Lesen und Lernen in diesem Bereich geholfen hat, aber es erlaubte mir auch, anderen zu helfen. Ich bin jetzt ein vollständig zertifizierter Personal Trainer und habe zahlreiche Kunden trainiert, die erstaunliche Ergebnisse erzielt haben.

Heute besitzen und betreiben mein Bruder Alex Kaplo (ebenfalls zertifizierter Personal Trainer) und ich dieses Verlagsprojekt, in dem wir leidenschaftliche und erfahrene Au-toren zusammenbringen, um über Gesundheits- und Fitnessthemen zu schreiben. Wir betreiben auch eine Online-Fitness-Website „HelpMeWorkout.com". Ich würde mich freuen, wenn ich Sie einladen darf, diese Website zu besuchen und sich für unseren E-Mail-Newsletter anmelden (Sie erhalten sogar ein kostenloses Buch).

Zu guter Letzt, wenn Sie in der Position sind, in der ich einmal war und Sie etwas Hilfe wünschen, zögern Sie nicht und fragen Sie... Ich werde da sein, um Ihnen zu helfen!

Ihr Freund und Coach,

George Kaplo
Zertifizierter Personal Trainer

Ein weiteres Buch kostenlos herunterladen

Ich möchte mich bei Ihnen für den Kauf dieses Buches bedanken und Ihnen ein weiteres Buch (genauso lang und wertvoll wie dieses Buch), „Gesundheits- & Fitnessfehler, von denen Sie nicht wissen, dass Sie sie machen", völlig kostenlos anbieten.

Besuchen Sie den untenstehenden Link, um sich anzumelden und es zu erhalten:

www.hmwpublishing.com/gift

In diesem Buch werde ich die häufigsten Gesundheits- und Fitnessfehler aufschlüsseln, die einige von Ihnen wahrscheinlich begehen, und ich werde zeigen, wie Sie sich leicht in die beste Form Ihres Lebens bringen können!

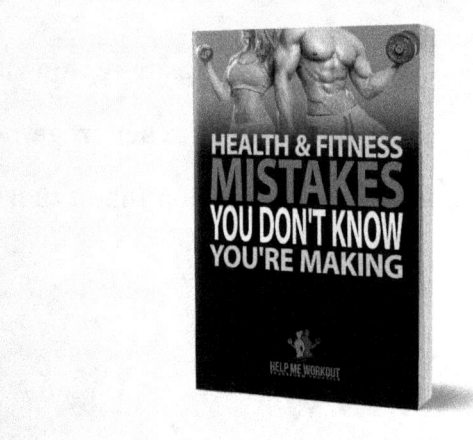

Zusätzlich zu diesem wertvollen Geschenk haben Sie auch die Möglichkeit, unsere neuen Bücher kostenlos zu bekommen, Werbegeschenke zu erhalten und andere wertvolle E-Mails von mir zu erhalten. Besuchen Sie hier den Link, um sich anzumelden:

 www.hmwpublishing.com/gift

Copyright 2017 von HMW Publishing - Alle Rechte vorbehalten.

Dieses Dokument von HMW Publishing im Besitz der Firma A&G Direct Inc ist darauf ausgerichtet, genaue und zuverlässige Informationen in Bezug auf das behandelte Thema und den behandelten Sachverhalt bereitzustellen. Die Publikation wird mit dem Gedanken verkauft, dass der Verlag keine buchhalterischen, behördlich zugelassenen oder anderweitig qualifizierten Dienstleistungen erbringen muss. Wenn rechtliche oder berufliche Beratung erforderlich ist, sollte eine in diesem Beruf praktizierte Person bestellt werden.

Aus einer Grundsatzerklärung, die von einem Ausschuss der American Bar Association und einem Ausschuss der Verlage und Verbände gleichermaßen angenommen und gebilligt wurde.

Es ist in keiner Weise legal, Teile dieses Dokuments in elektronischer Form oder in gedruckter Form zu reproduzieren, zu vervielfältigen oder zu übertragen. Das Aufzeichnen dieser Veröffentlichung ist strengstens untersagt, und eine Speicherung dieses Dokuments ist nur mit schriftlicher Genehmigung des Herausgebers gestattet. Alle Rechte vorbehalten.

Die hierin bereitgestellten Informationen sind wahrheitsgemäß und konsistent, da jede Haftung in Bezug auf Unachtsamkeit oder auf andere Weise durch die Verwendung oder den Missbrauch von Richtlinien, Prozessen oder Anweisungen, die darin enthalten sind, in der alleinigen und vollständigen Verantwortung des Lesers des Empfängers liegt. In keinem Fall wird der Herausgeber für Reparaturen, Schäden oder Verluste aufgrund der hierin enthaltenen Informationen direkt oder indirekt rechtlich verantwortlich oder verantwortlich gemacht.

Die hierin enthaltenen Informationen werden ausschließlich zu Informationszwecken angeboten und sind daher universell. Die Darstellung der Informationen erfolgt ohne Vertrag oder Garantiezusage.

Die verwendeten Marken sind ohne Zustimmung und die Veröffentlichung der Marke ist ohne Erlaubnis oder Unterstützung durch den Markeninhaber. Alle Warenzeichen und Marken in diesem Buch dienen nur zu Erläuterungszwecken und gehören den Eigentümern selbst und sind nicht mit diesem Dokument verbunden.

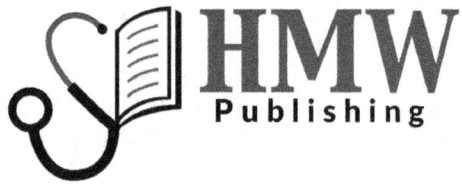

Für weitere tolle Bücher besuchen Sie uns:

HMWPublishing.com

www.ingramcontent.com/pod-product-compliance
Lightning Source LLC
LaVergne TN
LVHW011731060526
838200LV00051B/3126